LES DENTS

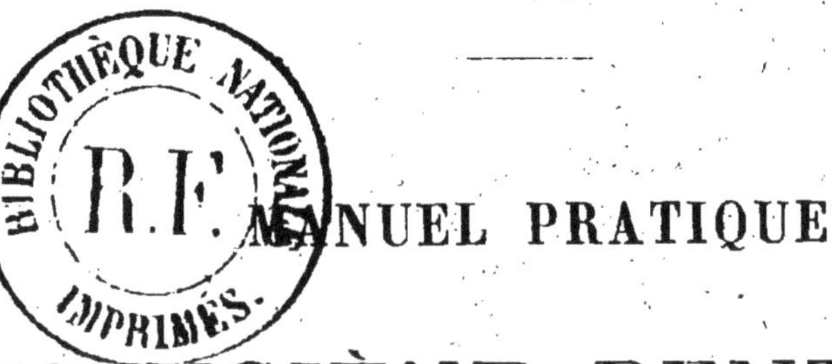

MANUEL PRATIQUE D'HYGIÈNE DENTAIRE

PAR

Paul FONTENELLE
CHIRURGIEN-DENTISTE A MAUBEUGE

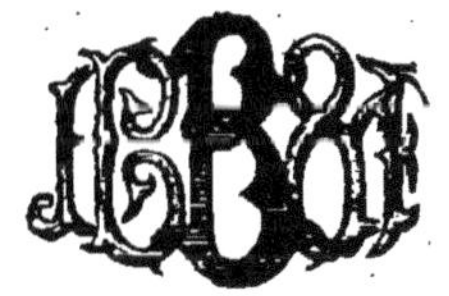

PARIS
LIBRAIRIE J.-B. BAILLIÈRE ET FILS
19, rue Hautefeuille, près du boulevard Saint-Germain.

1902

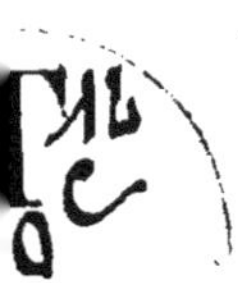

LES DENTS

MANUEL PRATIQUE D'HYGIÈNE DENTAIRE

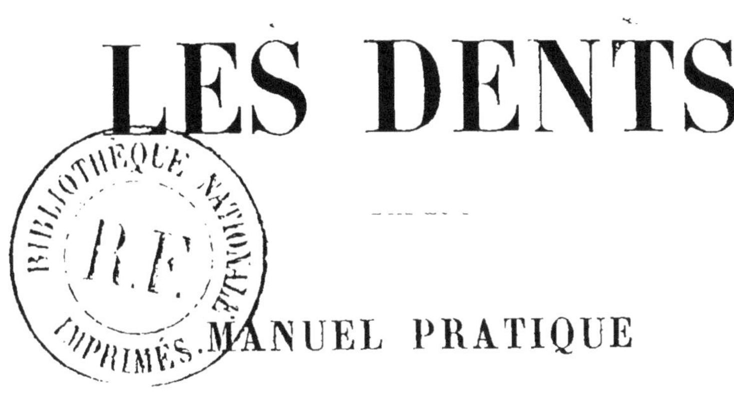

LES DENTS

MANUEL PRATIQUE D'HYGIÈNE DENTAIRE

PAR

Paul FONTENELLE

CHIRURGIEN-DENTISTE A MAUBEUGE

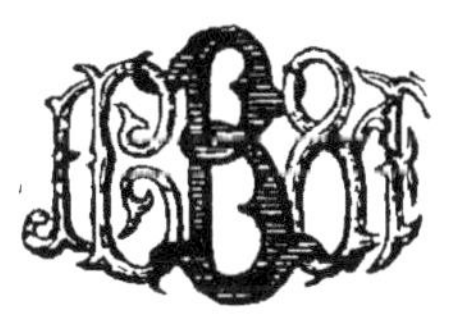

PARIS

LIBRAIRIE J.-B. BAILLIÈRE ET FILS

19, rue Hautefeuille, près du boulevard Saint-Germain.

1902

INTRODUCTION

Cet opuscule est tout simplement l'exposé de quelques conseils, qu'une longue pratique de l'Art Dentaire nous autorise à donner.

On y trouvera, d'abord, quelques notions générales sur les Dents, puis sur la Première et la Deuxième Dentition.

Nous donnerons quelques moyens pratiques, appuyés sur l'expérience, pour éviter les désordres graves, les douleurs et les accidents de la Première Dentition.

Cette période, souvent ennuyeuse pour la jeune mère, et souvent douloureuse pour son enfant, sera certainement facilitée par ces conseils bien simples, qu'il est bon que tout le monde connaisse.

Nous passerons ensuite aux moyens propices pour prévenir et enrayer ce fléau de la bouche, la Carie Dentaire, qui détruit en si peu de temps et chez de tout jeunes sujets, des organes si nécessaires à un triple point de vue : la mastication, la parole, l'esthétique.

Enfin, viendront quelques mesures d'hygiène, utiles à prendre pour l'entretien et la conservation des dents.

En souhaitant que ces recommandations ne soient pas trop négligées, nous aurons l'espoir d'avoir fait œuvre saine pour le bien de nos semblables ; ce sera la récompense de notre travail.

P. FONTENELLE.

P. S. — Afin d'être agréable à tous, nous solliciterons de l'administration l'honneur d'offrir à chacune des Ecoles Primaires de l'Arrondissement d'Avesnes quelques exemplaires de ce petit manuel, écrit le plus clairement possible.

Sous la direction de leurs Maîtres, les enfants pourront, de la sorte, y puiser quelques notions spéciales et utiles, que nous avons classées par petits tableaux, afin d'aider leur mémoire.

Puisse la génération nouvelle en tirer quelque profit, au point de vue de l'hygiène dentaire et de la santé.

P. F.

CHAPITRE PREMIER

QUELQUES NOTIONS GÉNÉRALES SUR LES DENTS

CHAPITRE PREMIER

QUELQUES NOTIONS GÉNÉRALES SUR LES DENTS

Les dents sont les organes de la mastication.

Elles se divisent en :

- 1° INCISIVES.
- 2° CANINES.
- 3° MOLAIRES.

Elles ont, chacune, leurs fonctions particulières.

1° Les incisives, qui occupent la partie antérieure des mâchoires, servent :

A couper, à trancher les aliments.

Elles se terminent en lames de couteau.

Lorsque les mâchoires se rapprochent, elles forment exactement le mouvement d'une paire de ciseaux.

Elles n'ont qu'une racine.

2° Les canines, qui suivent les incisives, servent :

A déchirer les aliments.

Elles sont en forme de pointe et se trouvent chez tous les carnivores (mangeurs de chair). Elles n'ont qu'une racine. — Cette racine est plus forte que celle des incisives :

Les canines de la mâchoire supérieure sont dites aussi *dents de l'œil,* parce que le nerf de cette dent se trouve presque en contact avec le nerf optique (nerf de l'œil).

3° Les molaires, qui occupent la partie postérieure des mâchoires, servent :

A triturer, à broyer les aliments, qui, mélangés avec la salive, forment ce qu'on appelle le *Bol alimentaire*.

Ce bol alimentaire passe directement dans l'estomac.

Sur leur surface, elles ont des proéminences irrégulières, appelées *tubercules*, et qui, s'emboîtant les unes dans les autres, forment, par le rapprochement des mâchoires, une sorte d'engrenage, où sont broyés et triturés les aliments.

Comme ce sont les molaires qui ont le plus de fatigue dans le travail de la mastication, elles ont besoin d'une fixité plus grande ;— aussi, sont-elles pourvues de plusieurs racines.

Dans l'ordre naturel, les grosses molaires de la mâchoire supérieure ont 3 racines.

Les grosses molaires de la mâchoire inférieure n'en ont que 2.

Chaque dent se compose de 3 parties qui sont :

1° **LA COURONNE, qui fait saillie en dehors.**

2° **LA RACINE, implantée dans une cavité dite alvéole.**

3° **LE COLLET, partie rétrécie qui réunit la racine à la couronne.**

Structure des dents.

1° Email.

Si vous prenez à la main une dent saine, vous voyez d'abord la partie supérieure, appelée *couronne*, recouverte comme d'une espèce de vernis très dur et très luisant : c'est l'*émail*.

Cet émail forme une couche sur la dent et lui donne sa résistance, — il la garantit contre les impressions du chaud et du froid, en un mot c'est lui qui fait la dent saine et la rend propre au service de la mastication.

2° Ivoire. Au-dessous de cet émail, nous trouvons l'*ivoire*, qui forme le corps de la dent.

Cet ivoire est une substance osseuse, bien moins dûre que l'émail.

3° Pulpe dentaire. Puis, au centre de la dent, se trouve un cavité qui renferme une substance *molle, grisâtre,* à laquelle on a donné le nom de *pulpe dentaire.*

Cette pulpe dentaire est d'une sensibilité extrême ; recouverte de vaisseaux sanguins et de nerfs, c'est elle qui occasionne le violent mal de dent, lorsqu'elle est mise à nu par la carie.

4° La racine et le périoste. Puis, pour continuer la structure de la dent, nous avons alors la *racine*, sorte de tube creux, dans l'intérieur duquel passe le nerf dentaire qui vient se rejoindre à la pulpe.

La racine est recouverte d'une membrane très mince, appelée *périoste.*

En résumé, il faut que l'on sache que la dent n'est pas un simple os enchâssé dans les mâchoires, mais bien un corps vivant et s'alimentant par la pulpe, qui lui fournit le sang et les nerfs.

Les dents s'usent constamment, par le travail de la mastication ; elles sont entretenues et réparées par la nutrition.

CHAPITRE II

DE LA DENTITION

CHAPITRE II

DE LA DENTITION

La Dentition, c'est la sortie naturelle des dents, autrement dit, c'est la période pendant laquelle les dents poussent.

Il y a deux Dentitions qui sont :	**Première Dentition** (dents de lait). **Deuxième Dentition**(dents permanentes).
La Première Dentition	*Comprend 20 dents,* 10 dents à chaque mâchoire. Elle commence vers le 6e mois, pour se terminer vers l'âge de 3 ans. Donc, à 3 ans, quelquefois avant, la 1re dentition est complète et l'enfant est tranquille jusqu'à 6 ans.
La Deuxième Dentition	*Comprend 32 dents,* 16 dents à chaque mâchoire. Elle commence vers 6 ans, pour se terminer à l'âge de 13 à 14 ans. A cet âge, l'enfant a 28 dents. De 25 à 30 ans, poussent alors les dernières molaires, dites *dents de sagesse*, 2 en haut, 2 en bas. Dans le groupe des singes, les dents de sagesse sont toujours au complet ; chez l'homme, il y a des exceptions et certains individus ne les ont pas.

TABLEAU

Représentant la marche normale dans laquelle se présentent les Dents.

Cette marche peut varier d'un mois ou deux, soit en avance, soit en retard, selon les sujets.

Première Dentition

4 Incisives centrales...	2 inférieures 2 supérieures	de 6 à 8 mois.
4 Incisives latérales....	2 supérieures 2 inférieures	de 8 à 10 mois.
4 Premières molaires...	2 supérieures 2 inférieures	de 1 an à 1 an 1/2.
4 Canines.............	2 supérieures 2 inférieures	de 1 an 1/2 à 2 ans.
4 Deuxièmes molaires...	2 supérieures 2 inférieures	de 2 ans à 3 ans.

---

20 Dents.

A l'âge de 3 ans, l'enfant est en possession de ses 20 dents de lait, et va ainsi jusqu'à l'âge de 6 ans, sans changement dans la bouche.

TABLEAU

Représentant la marche normale dans laquelle se présentent les Dents (suite).

Cette marche peut varier d'un mois ou deux, soit en avance, soit en retard, selon les sujets.

Deuxième Dentition

4 Premières grosses molaires	2 supérieures 2 inférieures	de 6 à 7 ans.
4 Incisives centrales	2 supérieures 2 inférieures	de 7 à 9 ans.
4 Incisives latérales	2 supérieures 2 inférieures	
8 Petites molaires	4 supérieures 4 inférieures	de 9 à 10 ans.
4 Canines	2 supérieures 2 inférieures	de 10 à 12 ans.
4 Deuxièmes grosses molaires	2 supérieures 2 inférieures	de 12 à 14 ans.
4 Dents de sagesse	2 supérieures 2 inférieures	de 25 à 30 ans

Donc en résumé :

La Première Dentition commence (à 6 mois) par les incisives.

A 3 ans, la Première Dentition est terminée (20 dents).

La Seconde Dentition commence (à 6 ans) par les premières grosses molaires.

A 14 ans, la Seconde Dentition est terminée (28 dents) (les dents de sagesse ne poussent qu'entre 25 et 30 ans).

CHAPITRE III

I. — QUELQUES CONSEILS POUR FACILITER LA PREMIÈRE DENTITION CHEZ LES ENFANTS.

II. — PRINCIPAUX ACCIDENTS DE LA PREMIÈRE DENTITION. — LEUR TRAITEMENT

CHAPITRE III

I. —QUELQUES CONSEILS POUR FACILITER LA PREMIÈRE DENTITION CHEZ LES ENFANTS

II. — PRINCIPAUX ACCIDENTS DE LA PREMIÈRE DENTITION. — LEUR TRAITEMENT

I. — *Quelques conseils pour faciliter la première dentition chez les enfants*

Vers l'âge de 4 mois, la gencive de l'enfant, à l'endroit où la dent doit sortir, prend une teinte rougeâtre. Ordinairement c'est sur le bord antérieur de la mâchoire inférieure que se produit cette rougeur.

C'est l'indice certain que le travail de la Première Dentition va commenceer.

L'enfant salive un peu plus ; il donne des petits signes d'impatience et porte fréquemment les doigts à la bouche. Cette irritation de la gencive est due à la pression qu'exerce la dent pour se faire une issue.

C'est donc, pour la jeune mère, le moment de fixer toute son attention de ce côté.

D'abord, et avant tout, éviter que l'enfant porte à la bouche un corps dur quelconque.

En principe, *ne jamais donner* aux enfants des hochets d'ivoire, de verre, ou de métal ; ils sont *très nuisibles* et leur contact durcit les gencives et augmente les difficultés de la dentition.

Comme l'enfant, pour se soulager, éprouve la nécessité de porter quelque chose à la bouche et de le serrer dans ses gencives, nous conseillons de lui faire sucer quelques figues grasses, ou un morceau de racine de guimauve trempée fréquemment dans du miel.

Frictionner souvent la gencive avec du miel est aussi très bon en pareil cas.

En un mot, par l'action de ces émollients, on adoucit, on ramollit la muqueuse et l'enfant en éprouve un grand soulagement.

Lorsque, malgré ces moyens, la douleur paraîtra persister ou devenir plus violente, on pourra avoir recours à une préparation très efficace, dont voici la formule :

Chloroforme..............	1	gramme
Teinture de Safran.........	1	—
Glycérine.................	16	—

à employer, en frictions, sur les gencives, avec le bout du doigt.

II. — *Principaux accidents de la première dentition leur traitement*

Les principaux accidents qui peuvent se manifester pendant la période de la première dentition, la *diarrhée persistante* et les *convulsions,* sont plutôt du ressort de la médecine, et nous conseillons, en ce cas, d'avoir recours aux soins d'un docteur.

Toutefois, nous allons en dire quelques mots et indiquer ce que l'on doit faire *en attendant l'arrivée du médecin.*

Diarrhée. — La diarrhée est l'affection qui se fait le plus remarquer pendant le travail de la dentition.

Elle est généralement due à l'état inflammatoire des gencives, état, qui, en se transmettant aux organes de la digestion, en amène fatalement des désordres.

Il faut aussi attribuer à l'excès de salivation et aux mucosités qui encombrent le tube digestif la diarrhée et les vomissements qui se produisent.

Tant que la diarrhée n'est pas excessive, elle ne présente pas d'inconvénients; dans ce cas, elle est même plutôt salutaire que nuisible, en ce sens qu'elle porte sur les intestins une *dérivation* utile.

Toutefois, elle ne doit pas durer plus de *3 ou 4 jours*, car elle deviendrait pour l'enfant une cause d'affaiblissement et de dépérissement.

Donc, règle générale, après 3 ou 4 jours de diarrhée, il est indispensable de l'enrayer, en commençant d'abord par des moyens doux, tels que l'eau de riz gommée, des boissons légèrement toniques, un jaune d'œuf battu dans un peu d'eau sucrée ; ou bien encore, délayer, avec du sucre, dans du lait 50 centigrammes de bicarbonate de soude. Dans la diarrhée, il y a aussi une autre cause que celle indiquée plus haut : c'est la soif des petits malades qui prennent alors, pour la calmer, plus de lait qu'ils ne peuvent en digérer. Aussi, pour enrayer la diarrhée, est-il bon de faire faire aux enfants un moins grand nombre de tétées et donner dans l'intervalle un peu d'eau sucrée.

Ces moyens très simples suffisent souvent pour arrêter la diarrhée et les vomissements, s'il y en a.

Maintenant, si, malgré cela, la diarrhée est par trop rebelle et prend un caractère persistant, avoir de suite recours aux soins d'un médecin.

Convulsions. — L'accident le plus fréquent de la première dentition est la convulsion.

La convulsion est un désordre du système nerveux.

C'est donc une affection nerveuse.

Elle se manifeste par des mouvements brusques, irréguliers, involontaires, des muscles.

L'enfant a des secousses et des soubresauts.

Les convulsions sont plus ou moins étendues ; quelquefois elles sont bornées aux muscles des yeux et de la face; d'autres fois, elles se propagent aux membres supérieurs et plus rarement jusqu'aux extrémités inférieures. Elles ne sont souvent que passagères, mais, dans certains cas, elles durent assez longtemps.

Leur cause n'est, tout simplement, que l'excès de douleur, ou d'irritation, causé par la sortie difficile d'une ou deux dents. C'est le plus ordinairement pendant l'éruption des grosses molaires qu'elles se déclarent.

Lorsqu'un enfant est pris de convulsions, la première chose à faire, en *attendant l'arrivée du médecin*, est de le tenir au grand air.

On lui bassinera, avec de l'eau froide, les tempes, la figure. Des applications de glace sur la tête sont également très bonnes.

On trempera ses mains ou ses pieds dans de l'eau un peu chaude et même légèrement sinapisée.

Un bain tiède est aussi très efficace. On remarquera, toutefois, au sujet de ce dernier moyen, qu'au moment de l'immersion de l'enfant, les convulsions augmentent parfois, mais qu'un moment après le bien-être ne tarde pas à se faire sentir.

C'est ici le cas de parler d'une petite opération qui, en pareil cas, est nécessaire huit fois sur dix, et a pour effet la cessation des convulsions. Nous voulons dire : *l'incision de la gencive.*

Incision de la gencive. — Quand les convulsions sont rebelles et se répètent fréquemment, le meilleur et le plus rapide moyen de les supprimer consiste dans l'incision de la gencive :

Cette opération, très peu douloureuse, n'est nullement dangereuse. — Nous la conseillons vivement.

Son effet est de débrider la gencive et d'amener pour l'enfant un soulagement immédiat.

L'incision se fait *en forme de croix*, en soulevant

légèrement les parties des gencives qui recouvrent la dent. De cette façon, la dent a le temps de se faire jour avant que la cicatrisation de la gencive ne s'opère ; ce qui, avec une simple incision droite, ne se produirait pas et serait à recommencer.

Nous pratiquons cette opération, fréquemment aussi, pour la sortie des dents de seconde dentition, et nous pouvons affirmer que le soulagement est presque instantané.

CHAPITRE IV

LA CARIE DENTAIRE. — SES CAUSES. — SON TRAITEMENT

CHAPITRE IV

LA CARIE DENTAIRE. — SES CAUSES. — SON TRAITEMENT

Qu'est-ce que la carie? Quelle en est la cause? Quels sont les moyens de l'éviter?

Autant de questions qui nous sont posées journellement et auxquelles nous nous efforcerons de répondre.

La Carie. — La carie est une décomposition de la dent. C'est une maladie parasitaire, qui détruit cet organe.

Elle se manifeste sur la dent, d'abord par un point noir. Ce point noir peut, parfois, rester stationnaire un temps plus ou moins long, mais, en général, il s'étend de plus en plus, et forme à bref délai une petite cavité dans la dent.

Cette cavité est remplie de microbes, véritables rongeurs qui minent les dents.

De plus, les aliments qui s'introduisent dans ces cavités s'y décomposent rapidement, et donnent à ces parasites un terrain, tout préparé, pour accélérer la destruction de l'organe dentaire.

Causes de la Carie. — D'où viennent ces microbes, ces parasites, qui s'attaquent si violemment à nos dents?

Ils viennent des *acides* qui se trouvent dans la bouche.

Ces acides sont formés par la décomposition des parcelles d'aliments qui séjournent dans l'interstice des dents.

Aussi, plus les dents sont serrées et rapprochées, plus elles sont exposées à la carie. Cela se conçoit, en ce sens que, par ce rapprochement, ces parcelles d'aliments sont plus facilement retenues ; lorsque les dents ont entre elles un léger écartement, ces matières glissent et ne séjournent pas, d'où conséquemment moins de danger pour la carie.

Des acides, on en trouve aussi dans la salive. On a une salive plus ou moins acide, selon son état de santé. Ainsi, dans les affections de l'estomac, les affections goutteuses, rhumatismales, la salive est généralement plus acide.

Ces affections, dues souvent à un excès d'acide dans le sang, ont, par cela même, un effet réflexe sur les organes dentaires et les exposent davantage à l'attaque de la carie.

Il y a aussi, comme cause prédisposante à la carie, l'hérédité. Comme l'on dit vulgairement, on tient de son père ou de sa mère. Cela est tellement vrai que nous constatons, très fréquemment, des ressemblances vraiment frappantes entre les dents des enfants et celles du père ou de la mère, non seulement dans la disposition de ces organes, mais aussi dans leur forme et leur degré de solidité.

On doit donc, si l'on a cette cause prédisposante, c'est-à-dire l'hérédité, redoubler de soins et d'attentions pour enrayer de suite les ravages de la carie.

Une objection qui nous est souvent faite est celle-ci :

Comment se fait-il que l'on rencontre des personnes ne prenant aucun soin de leur bouche, et ayant de très belles dents, et surtout la chance de les conserver?

La réponse est bien simple :

En premier lieu, c'est que ces personnes ont des ascendants qui leur ont donné en partage des dents solides et résistantes (l'hérédité).

En second lieu, c'est que, neuf fois sur dix, ces personnes jouissent d'une excellente santé, d'une digestion normale, d'habitudes régulières, autant de chances pour garder ses dents en bon état.

Toutefois, nous pouvons affirmer que c'est bien là une exception, surtout dans nos pays du Nord, où les conditions climatériques, telles que l'humidité et les brouillards, mettent, sous le rapport de la santé, nos tempéraments dans un état d'infériorité vis-à-vis de ceux du midi. D'où, comme conséquence directe pour nous, gens du Nord : plutôt de mauvaises dents que de bonnes.

Signalons aussi, comme cause de la carie, l'abus des sucreries, qui, par leurs acides, sont autant d'agents destructeurs des dents.

Nous ne prétendons pas en supprimer l'usage, mais ce point sur lequel nous devons insister, c'est de ne pas en *abuser*.

C'est, malheureusement, ce que l'on constate tous les jours, chez beaucoup d'enfants.

Les médicaments ont souvent aussi une influence néfaste sur les dents ; le fer principalement sous forme de sirop attaque l'émail. C'est pourquoi les médecins le prescrivent généralement sous forme de cachets.

Nous savons donc ce que c'est que la carie et ses différentes causes. Nous allons maintenant indiquer, en quelques mots, la marche à suivre pour enrayer le mal dès qu'il s'est déclaré.

Traitement de la Carie. — La carie, nous l'avons déjà dit, se manifeste d'abord par un point noir, suivi, quelque temps après, d'une petite cavité.

C'est le commencement de la décomposition de la dent.

Tant que cette destruction n'atteint que les couches superficielles de la dent, la douleur ne se fait pas sentir et l'organe, quoique malade, peut encore remplir ses fonctions de mastication.

C'est alors le *bon moment* d'avoir recours au praticien, pour lui faire déloger, par un nettoyage sérieux, ces microbes envahisseurs, puis les détruire par un antiseptique et enfin combler la cavité par une masse dure et compacte appelée *plombage*, que ce soit une aurification, un alliage métallique, ou un cément quelconque.

Cette opération, pratiquée *au début de la maladie*, n'est nullement douloureuse, les parties sensibles de la dent n'étant pas encore atteintes.

Mais, au risque de nous répéter, le point *essentiel*, sur lequel nous ne saurions trop insister, c'est qu'il faut que ce travail soit fait dès *le début de la carie*, c'est-à-dire lorsque la cavité n'est que très peu profonde et que la douleur ne se soit pas encore fait sentir. Alors le succès est assuré et la dent redevient bonne, saine et propre à tout service.

Nous pouvons affirmer que des dents soignées dans ces *bonnes conditions* se conservent pendant un temps indéfini, qui peut aller de 25 à 30 ans.

Au sujet de ces soins, il ne faut pas oublier que conserver une ou deux dents cariées dans la bouche, c'est laisser se propager le mal, c'est exposer les autres à la même maladie. La carie étant très contagieuse, rien n'est plus nuisible pour une dent saine que le contact d'une dent malade.

Si la dent atteinte de carie est abandonnée à elle-même qu'arrive-t-il ?

Il arrive que la destruction progresse (à moins que ce soit une carie sèche, ce qui est assez rare) et met un beau jour à découvert cette pulpe dentaire, si sensible et par cela même si redoutable.

Alors tout fait souffrir : l'influence du chaud, du froid, la pression des aliments sont autant de causes de douleurs atroces. La mastication, devenue très difficile, ne se fait plus qu'à demi, en tremblant, et du côté opposé à la dent malade.

Si, dans ce cas, on consulte le praticien, il se trouve obligé de traiter la dent, d'avoir recours aux caustiques afin de détruire cette masse nerveuse, cause de tout le mal, ou alors, comme dans bien des cas, tels que périostite, abcès alvéolaire et autres affections consécutives, de procéder en dernière ressource à l'extraction de la dent.

On voit donc dans quelle nécessité fâcheuse on s'est mis, le plus souvent, soit par négligence, soit par crainte du Dentiste, quand il eût été si facile, 6 mois ou 1 an auparavant, d'enrayer le mal par un plombage nullement douloureux, et de rendre à la dent tout son état de santé.

CHAPITRE V

HYGIÈNE DENTAIRE

CHAPITRE V

HYGIÈNE DENTAIRE

Puisque, d'après ce que nous avons vu précédemment, nos dents sont sujettes à différentes maladies dont la carie est la plus fréquente et la plus commune, nous devons faire en sorte de les protéger contre le mal et de les conserver le plus longtemps possible en état de santé.

Elles nous rendent assez de services pour avoir droit à nos soins. C'est donc là le but de l'Hygiène Dentaire.

Malheureusement, il faut bien le reconnaître, c'est, pour beaucoup de personnes, le dernier de leurs soucis.

On soigne tout, on soigne son corps, on soigne ses vêtements, on soigne sa cave, son vin, mais... on ne soigne pas ses dents.

Il y a des exceptions, bien entendu, mais je crois ne pas être au-dessous de la vérité, en les cotant à 25 pour cent.

D'où vient cette indifférence à l'égard de ces organes si utiles?

Elle vient de certains préjugés et surtout d'une négligence coupable dont beaucoup ont à payer plus tard, les funestes conséquences.

Le Dentiste est souvent considéré comme un être redoutable, comme une sorte de bourreau venu sur la terre pour faire souffrir ses semblables. Pour les enfants, c'est un épouvantail.

On a peur du Dentiste, et ce n'est que poussé par une douleur continue et sans répit que l'on se décide à le consulter.

N'est-il pas cependant plus agréable pour un opérateur de pouvoir soigner ses malades sans leur occasionner de douleurs, et faire des travaux solides et durables comme dans le traitement d'une dent, dès le début de la carie.

A qui la faute, si, parfois, il faut le reconnaître, nous faisions souffrir?

A qui la faute, si l'on vient nous trouver avec des dents de sensibilité extrême, avec des pulpes dénudées, par une carie trop avancée et avec des prériostites ou des abcès alvéolaires?

De quel côté est le bourreau? N'est-ce pas celui qui se martyrise ainsi de sa propre volonté, en négligeant ses organes et en les laissant arriver à un point tel qu'il ne peut plus en attendre que des douleurs, alors que, par des moyens préventifs, il eût pu faire enrayer le mal, sans le plus petit inconvénient.

Il faut l'avouer, la majeure partie de nos clients ne viennent nous trouver que lorsqu'il est trop tard et que le mal est trop avancé.

Tant que l'on ne souffre pas des dents, on se garde bien de les faire examiner, d'y faire toucher, comme l'on dit vulgairement.

Eh bien, toute l'erreur est là, et nos soins, si la chose était bien comprise, ne devraient être que préventifs et non curatifs.

Les étrangers, les Anglais et les Américains surtout, jugent mieux de cette importance; ils ont certainement sous ce rapport une supériorité sur nous.

Nous avons dans notre clientèle une bonne partie d'une colonie d'Anglais qui habite la région, où elle exploite des établissements industriels.

C'est un plaisir pour le praticien de voir l'état de propreté de leurs dents et les soins assidus qu'ils y apportent. — Ce serait un excellent exemple à suivre.

Donc prévenir le mal, tout est là; l'enrayer de suite, s'il s'est produit, mais ne pas l'avoir à combattre, car, dans la majorité des cas, il est plus fort que nous et nous ne pouvons en être maître que par le moyen violent de l'extraction.

On se rejettera sur les anesthésiques, soit.

Nous voulons bien admettre que par l'injection de cocaïne, par l'application du chlorure d'éthyle et autres, on supprimera une grande partie de la douleur, mais l'extraction de la dent n'en sera pas moins une perte fâcheuse.

Un grand médecin a dit : Arracher n'est pas guérir, c'est détruire.

Non, le rôle, le véritable rôle du Dentiste, ne doit

pas être d'extraire les dents, mais de les conserver; malheureusement nous sommes poussés à cette extrémité dans beaucoup de cas, par l'insouciance de nos clients.

Nous pouvons affirmer que plus des trois quarts des dents extraites eussent pu faire encore un long service, si elles avaient été soignées à temps.

Comme il est bien difficile de se rendre compte par soi-même de l'état de ses dents, surtout au début de la carie qui ne fait jamais souffrir, le meilleur moyen consiste à se faire faire, une, ou mieux deux fois par an, l'examen de la bouche.

Nos sondes et nos miroirs nous renseignent de suite et nous permettent de découvrir le mal s'il existe.

En ce qui concerne les enfants, il est bon de les familiariser de bonne heure avec le contact du dentiste. Nous nous efforçons toujours, avec plaisir, de leur rendre cette visite le moins pénible possible, en les traitant avec toute la douceur que comporte leur jeune âge.

Comme soins d'hygiène, le premier est de tenir les dents en bon état de propreté, au moyen d'une brosse et d'un élixir dentifrice, de préférence aux poudres.

Tous les matins, pendant les soins de la toilette, prendre l'habitude de passer sur les dents une brosse, ni trop dure ni trop molle.

Tremper la brosse dans un quart de verre d'eau (tiède, si la chose est possible) à laquelle vous ajoutez quelques gouttes d'un élixir dentifrice. Choisir de préférence un dentifrice alcalin, qui puisse neutraliser les acides de la bouche.

Brosser les dents en travers et de haut en bas de façon à bien faire pénétrer les crins de la brosse dans l'interstice des dents.

En tous cas, ne jamais laisser séjourner d'aliments entre les dents. Prendre à la rigueur un cure-dents, mais surtout ne pas en faire abus; un fil de soie ou de caoutchouc est préférable.

Pour les dents qui ont une tendance au déchaussement, se servir d'une brosse plus douce et les brosser plus fréquemment, afin d'éviter l'accumulation de tartre au collet de la dent.

Quant à la fumée de tabac, si elle ne rend pas précisément les dents bien blanches, elle n'altère aucunement l'émail et n'a rien de nuisible pour la dent; nous constatons même que certains fumeurs de pipes et de cigarettes les conservent plus longtemps que d'autres. Certains auteurs attribuent cette durée prolongée aux propriétés antiseptiques du tabac. Nous en conseillons donc un usage modéré; l'abus, seul (des pipes courtes, surtout) pourrait amener une tuméfaction des gencives.

Quant aux appareils dentaires, pièces et râteliers, une recommandation, *des plus importantes*, est de ne pas les porter avec crochets métalliques.

Ces crochets *enflamment* les gencives et *coupent* les dents qu'ils entourent.

Nous conseillons donc les pièces sans crochets, qui,

tout en tenant aussi bien, ont le grand avantage, de ne pas abîmer ou détruire les dents naturelles.

Ces appareils demandent nécessairement une plus grande précision d'ajustage, mais nous les considérons comme les meilleurs pour l'hygiène de la bouche.

Comme conclusion, nous dirons donc :

Soignons nos dents ; préservons-les des fâcheux accidents auxquels elles sont exposées.

Non seulement, nous nous éviterons bien des ennuis et des douleurs, mais la santé en général ne fera qu'y gagner et nous en serons très largement récompensés.

FIN

TABLE DES MATIÈRES

Poitiers. — Imp. Blais et Roy.

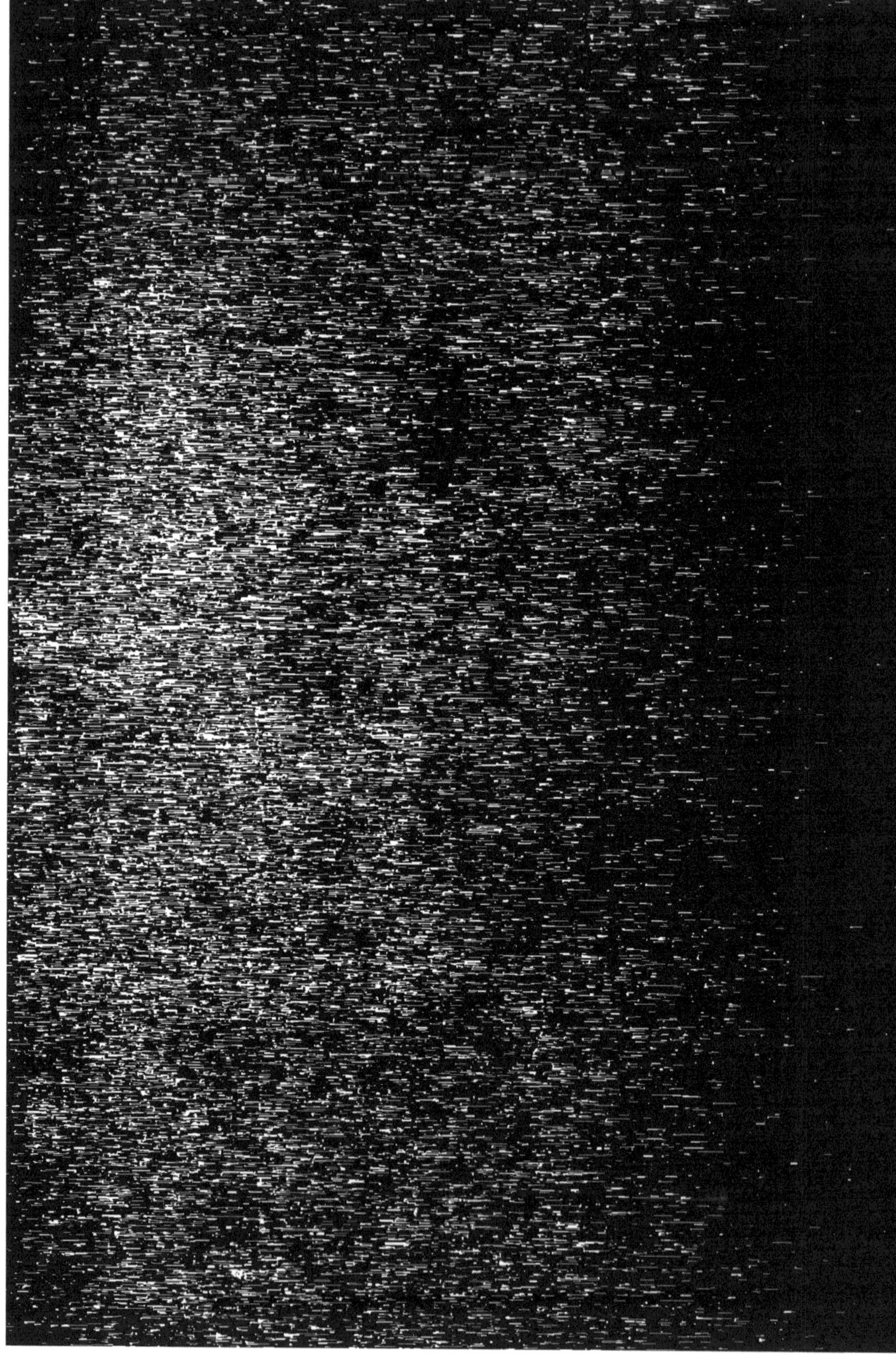

www.ingramcontent.com/pod-product-compliance
Ingram Content Group UK Ltd.
Pitfield, Milton Keynes, MK11 3LW, UK
UKHW021021200726
13857UKWH00004B/1512

9 782011 741790